BEI GRIN MACHT SICH IHR WISSEN BEZAHLT

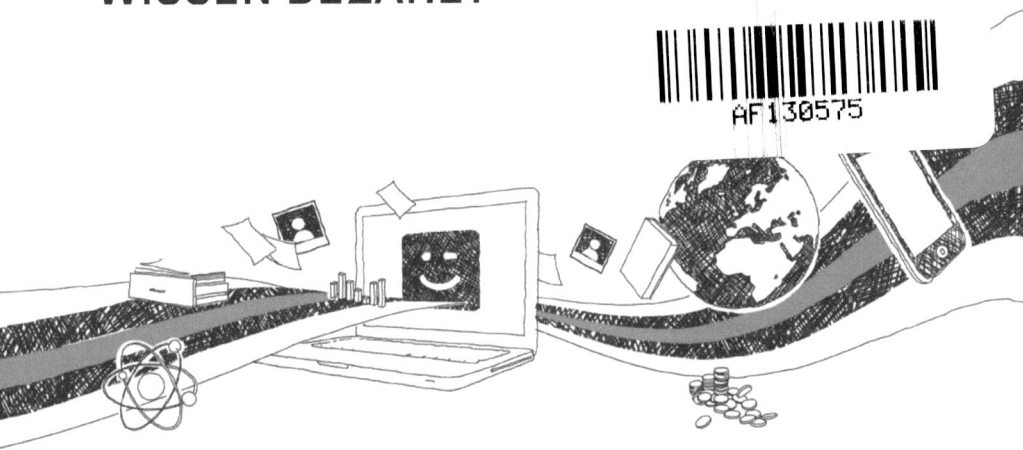

- Wir veröffentlichen Ihre Hausarbeit, Bachelor- und Masterarbeit

- Ihr eigenes eBook und Buch - weltweit in allen wichtigen Shops

- Verdienen Sie an jedem Verkauf

Jetzt bei www.GRIN.com hochladen und kostenlos publizieren

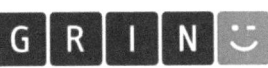

Erstellung eines Trainingsplans für das Beweglichkeits- und Koordinationstraining. Ein Fallbeispiel

GRIN

Bibliografische Information der Deutschen Nationalbibliothek:

Die Deutsche Nationalbibliothek verzeichnet diese Publikation in der Deutschen Nationalbibliografie; detaillierte bibliografische Daten sind im Internet über http://dnb.d-nb.de abrufbar.

ISBN: 9783346552044
Dieses Buch ist auch als E-Book erhältlich.

© GRIN Publishing GmbH
Nymphenburger Straße 86
80636 München

Druck und Bindung: Books on Demand GmbH, Norderstedt Germany
Gedruckt auf säurefreiem Papier aus verantwortungsvollen Quellen

Das Buch bei GRIN: https://www.grin.com/document/1153586

Deutsche Hochschule für
Prävention und Gesundheitsmanagement
Hermann Neuberger Sportschule

Einsendeaufgabe

Fachmodul: Trainingslehre 3

Studiengang: Bachelor of Arts Gesundheitsmanagement

Datum
Präsenzphase: 21.09.2020-23.09.2020

Studienort: **Frankfurt am Main**

Semester: **Wintersemester 2018**

Inhaltsverzeichnis

1 Diagnose

1.1 Allgemeine und Biometrische Daten

Zu Beginn der Trainingsplanung für ein Beweglichkeits-und Koordinationstraining, werden in einem Eingangsgespräch alle wichtigen Daten festgestellt und in den nachfolgenden 3 Tabellen dargestellt. Die Daten, sind die Basis um für die Kundin ein individuellen Trainingsplan zu erstellen, damit Sie ihr angestrebtes Ziel erreichen kann. Die erste Tabelle zeigt die allgemeinen Daten, die zweite Tabelle die biometrischen Daten und die dritte Tabelle gibt Auskunft über den allgemeinen Gesundheitszustand.

Tabelle 1: Allgemeine Daten

Allgemeine Daten	
Alter	54 Jahre
Geschlecht	Weiblich
Körpergröße (cm)	163 cm
Körpergewicht (kg)	77,6 kg
Trainingsmotive	<ul><li>Reduktion der Nacken-Schulter Verspannung</li><li>Verbessertes Gleichgewicht</li><li>Verbesserte Körperhaltung</li></ul>
Berufliche Tätigkeit	<ul><li>Sekretärin</li><li>38 Stunden/Woche</li><li>Überwiegendes sitzen am Schreibtisch</li></ul>
Frühere sportliche Aktivitäten (inkl. Leistungsstufe & Leistungsumfang)	<ul><li>Fahrrad fahren, Leistungsstufe: moderat, Leistungsumfang: 1x pro Woche</li><li>Gymnastik im Sportverein, Leistungsstufe: moderat, Leistungsumfang: 1x pro Woche</li></ul>
Aktuelle sportliche Aktivitäten (inkl. Leistungsstufe & Leistungsumfang)	<ul><li>Walking im Wald, Leistungsstufe: moderat-intensiv, Leistungsumfang: 1x pro Woche</li></ul>
Zeitlicher Verfügungsrahmen	<ul><li>2x Pro Woche mit 60-90 Minuten pro Trainingseinheit</li></ul>

Tabelle 2: Biometrische Daten

Biometrische Kundendaten		Normwerte	Bewertung
Blutdruck	132/86 mmHg	Optimal <120/80 mmHg	Die Kundin ist in einem Hochnormalen Bereich mit einem Wert von 132/86 mmHg
Ruhepuls (Messung am Morgen vor dem Aufstehen	75 Schläge pro Minute	60-80 Schläge pro Minute	Der Ruhepuls ist im Normbereich
BMI (Tabelle)	28,7	Normalgewicht 17,5-23,9	Übergewicht (Präadipositas). Die Kundin sollte Gewicht reduzieren um gesundheitliche Risikofaktoren zu reduzieren.

Tabelle 3: Allgemeiner Gesundheitszustand

Allgemeiner Gesundheitszustand	
Orthopädische Probleme	• Muskuläre Verspannungen im Schulter- und HWS Bereich • Rückenschmerzen (entlang der gesamten Wirbelsäule)
Internistische Probleme	• Migräne und Schwindel
Ärztliche Behandlungen	• Keine
Medikamenteneinnahme	• Bei Migräneattaken: Sumatriptan und Ibuprofen
Sonstige Gesundheitliche Einschränkungen	• Kundin kann sich nicht nach vorne überlehnen, da sonst Übelkeit und Schwindel auftritt, zudem ist der Druck im Kopf sehr hoch

	• Kundin kann nicht in die Hocke und wieder aufstehen, da enormer Druck im Kopf herrscht und ihr Schwindlig wird.

Tabelle 4: Blutdruckklassifikation, klassifiziert durch die American Heart Association

Kategorie	Systolisch		Diastolisch
Optimal	<120	und	<80
Normal	120-129	und/oder	80-84
Hochnormal	130-139	und/oder	85-89
Bluthochdruck Grad 1	140-159	und/oder	90-99
Bluthochdruck Grad 2	160-179	und/oder	100-109
Bluthochdruck Grad 3	≥180	und/oder	≥110

Tabelle 5: BMI-Klassifikation, definiert durch die Weltgesundheitsorganisation
Anmerkung der Redaktion: Diese Abbildung wurde aus urheberrechtlichen Gründen entfernt.

Die Kundin hat einen zeitlichen Verfügungsrahmen von zweimal die Woche mit 60-90 Minuten Training pro Trainingseinheit angegeben. Sie hat definierte Ziele welche auf eine bessere Beweglichkeit und eine Verbesserung des Gleichgewichts abzielen. Da die Kundin ein leichtes Übergewicht hat, sind nicht alle Bewegungen möglich. Der Blutdruck ist ebenfalls leicht erhöht und somit sollten im Trainingsplan Dehnungen und Koordinationsübungen vermieden werden, bei denen sich die Kundin nach vorne überlehnen muss oder auch wo sie in die Hocke gehen muss, denn wie in der Anamnese festgestellt, tut ihr dies nicht gut. Durch den erhöhten Blutdruck steigt der Druck im Kopf wenn sie sich nach vorne überlehnt oder vorbeugt. Dies kann zu Kopfschmerzen und Unwohlsein führen. Auch im Schulter-Nacken Bereich müssen Übungen erstellt werden, jedoch zu Beginn eher Sanft, da sie starke Verspannungen hat.

2   Beweglichkeitstestung

Für die Trainingsplanung und zum Erstellen eines fundierten Trainingsplans wird mit der Kundin zunächst ein manueller Beweglichkeitstest (modifiziert nach Janda) durchgeführt. Folgend wird in einer Tabelle die Ergebnisse der Kundin dargestellt. Getestete Muskeln und Muskelgruppen sind, der M. pectoralis major, M. iliopsoas, M. rectus femoris, Mm. Ischiocrurales und der Mm. Triceps surae. Die Testauswertung erfolgt in einem Bereich zwischen 0 und 2 wobei 0 keine Beweglichkeitsdefizite darstellt und 2 erhebliche Beweglichkeitsdefizite.

Tabelle 6: Manueller Beweglichkeitstest (modifiziert nach Janda)

Testmuskel	Ausführung	Bewertung	Ergebnis
M. pectoralis major	Die Kundin liegt in Rückenlage auf der Liege. Die Beine sind zwecks Beckenfixierung angewinkelt. Der Tester fixiert den Thorax durch leichten Zug mit der Hand oberhalb der Brust. Das Schultergelenk ist abduziert und außenrotiert. Das Ellenbogengelenk ist 90 Grad angewinkelt. Als Messbereich dient die Position des Oberarmes zur Horizontalen. Das Becken muss aufliegen um eine Hyperlordose zur vermeiden um ein klares Ergebnis zur erhalten.	Stufe 0= keine Bewegungsdefizite; Oberarm erreicht Horizontale / Stufe 1= leichte Bewegungsdefizite; Oberarm erreicht Horizontale durch Druck des Testers / Stufe 2= deutliche Bewegungsdefizite; Oberarm erreicht Horizontale auch durch Druck des Testers nicht.	Rechts: 1 / Links: 1
M. iliopsoas	Die Kundin liegt in der Rückenlage auf der Liege. Das Gesäß schließt mit dem Rand der Liege ab.	Stufe 0= Keine Bewegungsdefizite; Oberschenkel erreicht Horizontale	Rechts: 0 / Links= 0

	Beine sind im Überhang. Ein Bein wird von der Kundin maximal zum Körper angezogen, das andere hängt locker herunter. Jetzt achtet man darauf, wie gut das Bein herunterhängt. Als Messbereich dient die Position des Oberschenkels im Verhältnis zur Körperlängsachse. Das Becken muss hier auch wieder aufliegen.	Stufe1= Leichte Bewegungsdefizite; Oberschenkel erreicht Horizontale erst durch Druck des Testers	
		Stufe2= Deutliche Bewegungsdefizite; Oberschenkel erreicht Horizontale auch durch Druck des Testers nicht	
M. rectus femoris	Die Kundin liegt in Rückenlage auf der Behandlungsliege. Die Beine sind im Überhang. Das Gesäß schließt mit der Bank ab. Ein Bein wird durch die Kundin maximal zum Körper angezogen. Das Gegenbein wird von dem Tester von der Streckung in die maximale Knieflexion geführt. Mess-	Stufe 0= Keine Bewegungsdefizite; Unterschenkel hängt senkrecht herab	Rechts: 0
		Stufe 1= Leichte Bewegungsdefizite; Unterschenkel erreicht 90 Grad im Knie durch druck des Testers.	Links: 0
		Stufe 2= Deutliche Bewegungsdefizite; Unterschenkel erreicht 90 Grad im	

5

	bereich ist der Winkel zwischen Ober- und Unterschenkel. Das Becken muss aufliegen	Knie auch nicht durch Druck des Testers	
Mm. Ischiocrurales	Die Kundin liegt in Rückenlage auf der Liege. Ein Bein steht auf der Liege auf, sodass Hüft- und Kniegelenk gebeugt sind. Das Testbein wird vom Tester bei gestrecktem Bein in die maximale mögliche Hüftflexion geführt. Als Messbereich gilt Winkel zwischen dem gestreckten Bein und der Hüfte. Das Becken muss aufliegen.	Stufe 0= Keine Bewegungsdefizite; Hüftflexion bis 90 Grad und darüber hinaus möglich Stufe1 = Leichte Bewegungsdefizite; Hüftflexion nur zwischen 80-90 Grad möglich Stufe2= Deutliche Bewegungsdefizite; Hüftflexion nur unter 80 Grad möglich	Rechts: 1 Links: 1
Mm. Triceps surae	Die Kundin liegt in Rückenlage auf der Liege. Das eine Bein steht auf der Liege auf. Das andere Bein ist gestreckt, wobei die Hälfte des Unterschenkels über die Liege hinausragt. Mit einer Hand greift der Tester hinten an der	Stufe 0= Keine Bewegungsdefizite; Dorsalextension bis 0 Grad möglich Stufe 1= Leichte Bewegungsdefizite; Dorsalextension möglich 0 Grad wird nicht ganz erreicht.	Rechts: 2 Links: 2

	Ferse, der Daumen der anderen Hand drückt gegen die Fußaußenkante. Der Tester zieht an der Ferse nach vorne und drückt mit dem Daumen den Fuß Richtung Schienbein. Der Druck mit dem Daumen muss am äußersten Fußrand erfolgen, sonst kommt es zur Anspannung der Mm. Triceps surae. Wichtig ist der Zug an der Ferse. Druck alleine reicht nicht aus.	Stufe 2= Deutliche Bewegungsdefizite Dorsalextension nur bis 10 Grad unter 0 Grad Stellung möglich	

2.1 Bewertung der Testergebnisse

Der Beweglichkeitstest zeigt leichte Defizite im M. pectoralis major und in dem Mm. Ischiocrurales. Ein großes Defizit hat die Kundin im Mm. Triceps surae. Da die Kundin angegeben hat, dass sie überwiegend am Schreibtisch sitzt wo die Schultern permanent nach innenrotiert sind und es zu einem Rundrücken kommt, ist die Brustmuskulatur vorne verkürzt und der mittlere Trapezius langgezogen. Es kommt zu einer muskulären Dysbalance. Die physiologische Gelenkamplitude wird nicht mehr vollständig genutzt, da das Schultergelenk nur nach vorneinnen gedreht ist aber nicht nach hinten-außen gezogen wird. Durch das viele Sitzen, ist die Muskulatur auf der Oberschenkelrückseite auch leicht verkürzt wohingegen, die Muskulatur auf der Oberschenkelvorderseite gut gedehnt ist. Die Wadenmuskulatur zeigt deutliche Bewegungsdefizite auf. Das könnte darauf zurück zu führen sein, dass die Kundin im Eingangsgespräch mitgeteilt hat, dass sie auf der Arbeit überwiegend Schuhe mit Absätzen trägt. Dadurch das der Fuß nicht seine natürliche Stellung hat, ist er hinten auf dem Absatz höher gestellt und

7

die Wadenmuskulatur ist verkürzt, da diese gestaucht wird. Zudem wird noch ein Koordinationstraining erstellt. Diese beiden Komponente in einem Plan sollen zur Verbesserung der Bewegungsökonomie, Haltungskorrektur und zum Lösen von Verspannungen führen.

3 Trainingsplanung Beweglichkeitstraining

Nachfolgend wird ein Plan für das Beweglichkeitstraining dargestellt. Die Tabelle zeigt die Dehnübung, Zielmuskulatur, Dehnmethode und Arbeitsweise und eine Übungsbeschreibung. Die Belastungsparameter werden anschließend nochmals in einer separaten Tabelle aufgeführt. Eine Dehnübung, in dem Fall die Brustmuskulatur, wird als CHRS (Contract-Hold-Relax-Stretch) also einer postisometrischen Dehnmethode aufgeführt. Das heißt bei dieser Dehnmethode wird erst die Brustmuskulatur solange kontrahiert bis das Kraftmaximum erreicht ist. Danach wird der Wiederstand für 6-10 Sekunden gehalten. Dann wird der Brustmuskel für 2-3 Sekunden entspannt und zum Schluss wird der Muskel noch einmal für 10-20 Sekunden statisch gedehnt. Für diese Dehnmethodebraucht die Kundin einen Partner um eine möglichst intensive Dehnung zu erhalten. Zu beachten beim Dehnen ist folgendes, bei der Dehnung zweigelenkiger Muskeln wird das eine Gelenk in Endstellung gebracht und über das andere Gelenk wird gedehnt.

Tabelle 7: Dehnprogramm Beweglichkeitstraining

Dehnübung	Zielmuskulatur	Dehnmethode/Arbeitsweise	Bewegungsbeschreibung
Dehnung der Nackenmuskulatur – Kopf zur Seite neigen	• Aufsteigender Ast des Trapezmuskels	Aktiv-statisch	Die Kundin steht. Dabei ist die Haltung aufrecht und hüftbreit. Der Blick ist geradeaus. Der Kopf wird nach rechts geneigt, wobei das rechte Ohr Richtung rechte Schulter geht. Das linke Ohr wird Richtung Decke gezogen und das Kinn

			nach hinten. Der linke Arm ist locker Richtung Boden gerichtet. Danach wird die Seite gewechselt.
Dehnung der Schultermuskulatur – Abduktordehnung zweiarmig	• Oberarmbizeps • Vorderer Deltamuskel • Großer Brustmuskel	Aktiv-statisch	Die Kundin steht hüftbreit und gerade. Die Brustwirbelsäule ist aufgerichtet. Kinn leicht nach hinten geschoben. Die Hände werden hinter dem Rücken ausgestreckt, dabei werden die Finger ineinander verschränkt. Ellenbogen werden gerade gehalten. Langsam die Hände heben, bis ca. 30-40 Grad und in dieser Position bleiben.
Dehnung der Brustmuskulatur – Butterfly Haltung mit rückziehen der Arme	• Großer Brustmuskel • Kleiner Brustmuskel	CHRS	Die Kundin sitzt gerade auf einem Stuhl. Die Füße stehen Hüftbreit auf dem Boden auf. Die Brustwirbelsäule ist aufrecht und das Kinn leicht nach

			hinten gedrückt. Die Arme werden zur Seite auf Schulterhöhe ausgestreckt. Nun wird der Arm im Ellenbogengelenk um 90 Grad angewinkelt. Der Partner steht hinter der Kundin und hält mit seinen Unterarmen die Unterarme der Kundin fest zur Fixierung. Nun wird nach dem oben beschriebenen Ablauf gedehnt. Der Partner muss in der Muskelkontraktionsphase stabil bei der Kundin dagegenhalten.
Dehnung der Brustmuskulatur – Arme nach hinten führen	• Großer Brustmuskel	Passiv-dynamisch	Die Kundin beugt leicht die Knie. In beiden Händen hält sie ein Handtuch o.ä. Nun den Abstand der Hände wählen (Am Anfang etwas größer und dann immer en-

			ger). Nun die gestreckten Arme bis kurz hinter den Kopf führen. Anschließend wieder zurück vor die Brust. Dies die ganze Zeit im Wechsel. Hinter den Kopf und vor die Brust.
Dehnung der Bauchmuskulatur – Dehnung zur Seite im Stehen	• Gerader Bauchmuskel • Äußerer und innerer schräger Bauchmuskel	Aktiv-dynamisch	Die Kundin steht aufrecht. Die Füße in einem Schulterabstand. Die Brustwirbelsäule ist aufrecht und das Kinn wird leicht nach hinten geschoben. Die Hände fassen ineinander. Nun die Handflächen nach oben drehen und die Arme zur Decke strecken. Jetzt wird der Rumpf leicht zur Seite gebeugt. Um das Gleichgewicht zu halten, wird die Hüfte zur entgegengesetzten Seite geschoben.

			Danach im Wechsel immer die Position verlassen und diese wieder einnehmen. Danach die Seite wechseln.
Dehnung der Rückenmuskulatur – einarmig	• Breitester Rückenmuskel • Großer Rundmuskel • Kleiner Rückenmuskel • Deltamuskel • Kappenmuskel • Äußere und innere schräge Bauchmuskeln	Passiv-statisch	Die Kundin steht Hüftbreit vor eine Stange o.ä. woran sie sich festhalten kann. Nun geht sie in die Hocke, sodass im Kniegelenk eine Knieflexion entsteht, ca. 70-80 Grad. Das Gesäß wird nach hinten gestreckt und der eine Arm hält sich an dem Gegenstand fest. Der Arm ist dabei oberhalb des Kopfes. Nun das Kinn Richtung Brust ziehen und den Blick Richtung Boden richten. Die Seite wird hier auch wieder gewechselt bzw. der Arm
Dehnung der Hüftbeugemuskulatur – Im Kniestand mit	• Lendendarmbeinmuskel	Passiv-statisch	Die Kundin kniet sich auf die Matte, sodass ein Bein

Ausfallschritt auf der Matte	• Gerader Muskel des Oberschenkels		vorne aufgestellt ist. Das andere Bein wird nach hinten ausgestreckt. Der Fußrücken und das Schienbein des ausgestreckten Beines liegen komplett auf der Matte auf. Die Brustwirbelsäule ist aufgerichtet und die Hände stützen sich auf dem vorne aufstehenden Bein ab. Kinn leicht nach hinten schieben. Nun den Körperschwerpunkt nach vorne verlagern, indem man den Oberkörper leicht nach vorne schiebt. Trotzdem gerade bleiben und Brust rausstrecken. Anschließend das Bein wechseln.
Dehnung der Oberschenkelrückseite – Dehnung im Liegen mit Bein zum Körper ziehen	• Großer Gesäßmuskel • Oberschenkelbizeps • Halbmembranöser Muskel	Passiv-statisch	Die Kundin liegt in Rückenlage auf einer Matte. Das rechte Bein ist ausgestreckt nach vorne. Das linke

13

	• Halbsehnenmuskel		Bein wird mit beiden Händen unter dem Oberschenkel genommen und zum Körper gezogen. Soweit mit das Hüftgelenk in der Endstellung ist. Nun streckt die Kundin das Bein aktiv nach oben Richtung Decke. Der Fuß sollte dabei locker bleiben. Das Becken und das Gesäß muss auf der Matte aufliegen. Danach die Seite wechseln
Dehnung der Wadenmuskulatur – Dehnung des Wadenmuskels gegen die Wand	• Zweiköpfiger Wadenmuskel • Schollenmuskel	Passiv-dynamisch	Die Kundin steht eine Armlänge von der Wand entfernt Beide Hände werden Schulterbreit an die Wand gesetzt. Der Oberkörper wird leicht nach vorne gebeugt. Beide Füße stehen hinten auf der Ferse auf. Nun wird im Seitwechsel die Ferse gehoben und

14

			wieder gesenkt. Da-nach muss die Seite nicht mehr gewech-selt werden, da dies während der Übung geschieht.
Dehnung der Wa-denmuskulatur – Dehnung mit abge-senkter Ferse	• Zweiköpfiger Wadenmuskel • Schollenmuskel	Passiv-statisch	Die Kundin steht auf einer Treppe o.ä. Der Oberkör-per ist gerade auf-gerichtet und das Kinn leicht nach hinten geschoben. Das Brustbein wird nach vorne oben geschoben. Der eine Fuß steht kom-plett auf dem Un-tergrund auf. Der andere Fuß steht nur mit dem Fuß-ballen auf, sodass die Ferse hinten überhängt. Das Standbein ist leicht gebeugt. Das Bein welches gedehnt wird ist komplett gestreckt. Die Ferse sollte nach unten gedrückt werden. Anschließend wird

			die Seite gewechselt.

Tabelle 8: Belastungsparameter für das Dehnprogramm

Belastungsparameter	
Trainingshäufigkeit pro Woche	2 mal pro Woche
Sätze pro Übung	3 Sätze, 10 Wiederholungen bei dynamischer Dehnung
Belastungsdauer bei (statischer Dehnung)	45 Sekunden
Belastungsintensität	Dehnschwelle: Beginn des Dehnreizes bis Dehngrenze: Beginn des Dehnschmerzes

3.1 Begründung des Dehnprogramms

Das dargestellte Dehnprogramm wurde für die Kundin unter Berücksichtigung ihrer Testergebnisse erstellt. Aufgrund der Testergebnisse werden für die Wadenmuskulatur und Brustmuskulatur zwei Dehnübungen geplant. Durch die berufliche Tätigkeit im Sitzen, die Computerarbeit und die immer wieder auftretenden Migräneanfälle wurde ein Augenmerk auf die Nackenmuskulatur, die vordere Schulter den Bauch, den Rücken und den Hüftbeuger gelegt. Durch das Dehnen dieser Bereich, soll die Kundin Verkürzungen vor allem im Bereich der Frontalebene ausgleichen, denn da hat sie die meisten Defizite. Das Dehnen der Nackenmuskulatur soll eine Entspannung des Muskelgewebes erzeugen und somit verkürzte Muskeln lang ziehen, damit nicht ständig ein Zug am Kopf ist, um die Migräne eventuell zu reduzieren. Ist der Muskel gut gedehnt, dann wird er besser durchblutet, da das Blut besser durch die Gefäße und somit durch den Muskel fließen kann. Ist der Muskel gut durchblutet, wird er auch besser mit Sauerstoff versorgt. Durch das Dehnen kann die Kundin eine bessere Beweglichkeit erzielen, muskuläre Dysbalancen und Muskelverspannungen abbauen. Bezüglich den Belastungsparametern wurde eine Trainingshäufigkeit von zwei angesetzt, da die Kundin ein zeitlichen Verfügungsrahmen von zweimal Training pro Woche hat. Zwei bis drei Dehntrainingseinheiten pro Woche, können bei Trainingsbeginnern die Beweglichkeit verbessern (Rancour, Holmes & Cipriani, 2009). Als Sätze wurden drei Stück gewählt, da die Kundin am Anfang nicht überfordert werden sollte. Bei dem dynamischen Dehnen, wird nach der zehnten Dehnung, keine nennenswerte Steigerung der Bewegungsreichweite erzielt (Glück, 2005). Deshalb wurde beim dynamischen Deh-

16

nen auch nur 10 Wiederholungen gewählt. 45 Sekunden als Belastungsdauer reichen bei statischem und dynamischen Dehnen aus (Freiwald, 2000). Die 10 Wiederholungen beim dynamischen Dehnen, sollten innerhalb der 45 Sekunden erfolgen (Freiwald, 2004). Die Belastungsintensität sollte über der Dehnschwelle liegen bis knapp über die Dehngrenze. Den größten Effekt würde man bei einer Belastung von oberhalb der Dehngrenze bis knapp unterhalb der maximalen Bewegungsamplitude erzielen (Sulger, 2016). Das geht jedoch meistens nur mit Schmerzen. Da die Kundin eine Trainings beginnerin ist, sollte es aber nicht direkt zu stärkeren Scherzen kommen, damit sie nicht die Lust am Training verliert.

4   Trainingsplanung Koordinationstraining

Im Folgendem wird ein Koordinationstraining im Sinne eines Gleichgewichtstrainings für die Kundin erstellt. Die Übungen erfolgen einer methodischen Übungsreihe. Das heißt, sie werden systematisch aufeinander aufgebaut. Durch das Koordinationstraining soll die Kundin Bewegungen besser steuern und anpassen können. Ebenso dient das Training zur Bewegungssicherung für Aktivitäten des täglichen Lebens. Bei allen Koordinationsübungen, wird vor dem Übungsbeginn die Grundstellung mit dem kurze Fuß nach Janda eingenommen. Die Grundstellung und der kurze Fuß nach Janda werden wie folgt erzeugt. Für ein effektives Gleichgewichtstraining werden die Schuhe ausgezogen, um Bewegungen besser auszuführen, außerdem sitzen viele Rezeptoren für das Gleichgewicht an unseren Füßen. Es wird ein stabiler Stand eingenommen, das heißt man steht etwa Schulterbreit, die Wirbelsäule ist aufgerichtet und die Knie leicht gebeugt. Beide Füße sind gleichermaßen Belastet. Die Zehen sind locker und krallen sich nicht am Boden fest. Nun werden die Knie leicht nach außen gedrückt und die meiste Last auf das Großzehengrundgelenk verlagert. Durch diese Position verkürzt sich der Abstand zwischen Vorfuß und Ferse und es kommt zum kurzen Fuß nach Janda. Außerdem wird die gesamte Streckmuskulatur aktiviert. Es entsteht eine stabilere Position für die Übungen.

Tabelle 9: Programm für das Koordinationstraining

Name der Übung	Bewegungsbeschreibung	Hilfsmittel/Kleingeräte
Zweibeistand mit Augen auf im Stehen	Man steht in der Grundstellung und streckt die Arme nach vorne aus, sodass die Handflächen zur Decke zei-	Keins

	gen. Die Augen sind geöffnet, jetzt wird das Gleichgewicht gehalten .	
Zweibeinstand mit Augen zu im Stehen	Man steht in der Grundstellung und streckt die Arme nach vorne aus, sodass die Handflächen zur Decke zeigen. Die Augen sind geschlossen, jetzt wird das Gleichgewicht gehalten.	Keins
Einbeinstand mit offenen Augen im Stehen	Man steht in der Grundstellung. Jetzt wird das eine Bein nach vorne angewinkelt, sodass man nur noch auf einem Bein steht. Die Arme werden nach vorne ausgestreckt, sodass die Handflächen zur Decke zeigen. Die Augen bleiben geöffnet. Jetzt wird das Gleichgewicht gehalten. Danach das Bein wechseln.	Keins
Einbeinstand mit geschlossenen Augen im Stehen	Man steht in der Grundstellung. Jetzt wird das eine Bein nach vorne angewinkelt, sodass man nur noch auf einem Bein steht. Die Arme werden nach vorne ausgestreckt, sodass die Handflächen zur Decke zeigen. Die Augen werden geschlossen. Jetzt wird das Gleichgewicht gehalten. Danach das Bein wechseln.	Keins

Zweibeinstand mit Augen auf im Stehen auf dem Balance Pad	Man steht in der Grundstellung auf dem Balance Pad und streckt die Arme nach vorne aus, sodass die Handflächen zur Decke zeigen. Die Augen sind geöffnet, jetzt wird das Gleichgewicht gehalten .	Balance Pad
Zweibeinstand mit Augen zu im Stehen auf dem Balance Pad	Man steht in der Grundstellung auf dem Balance Pad und streckt die Arme nach vorne aus, sodass die Handflächen zur Decke zeigen. Die Augen sind geschlossen, jetzt wird das Gleichgewicht gehalten .	Balance Pad
Einbeinstand mit Augen auf im Stehen auf dem Balance Pad	Man steht in der Grundstellung auf dem Balance Pad. Jetzt wird das eine Bein nach vorne angewinkelt, sodass man nur noch auf einem Bein steht. Die Arme werden nach vorne ausgestreckt, sodass die Handflächen zur Decke zeigen. Die Augen bleiben geöffnet. Jetzt wird das Gleichgewicht gehalten. Danach das Bein wechseln.	Balance Pad
Einbeinstand mit Augen zu im Stehen auf Balance Pad	Man steht in der Grundstellung auf dem Balance Pad. Jetzt wird das eine Bein nach vorne angewinkelt, sodass man nur noch auf einem Bein	Balance Pad

	steht. Die Arme werden nach vorne ausgestreckt, sodass die Handflächen zur Decke zeigen. Die Augen werden geschlossen. Jetzt wird das Gleichgewicht gehalten. Danach das Bein wechseln.	
Füße hintereinander mit Augen auf im Stehen auf Balance Pad	Man steht in der Grundstellung auf dem Balance Pad. Jetzt werden die Füße dicht hintereinander platziert, sodass die Zehnspitzen die Ferse des anderen Fußes berühren. Die Arme werden nach vorne ausgestreckt, sodass die Handflächen zur Decke zeigen. Die Augen bleiben geöffnet. Jetzt wird das Gleichgewicht gehalten. Danach die Seite wechseln, dass der andere Fuß vorne steht.	Balance Pad
Füße hintereinander mit Augen zu im Stehen auf Balance Pad	Man steht in der Grundstellung auf dem Balance Pad. Jetzt werden die Füße dicht hintereinander platziert, sodass die Zehnspitzen die Ferse des anderen Fußes berühren. Die Arme werden nach vorne ausgestreckt, sodass die Handflächen zur Decke zeigen. Die Augen bleiben geöffnet. Jetzt wird das	Balance Pad

| | Gleichgewicht gehalten. Danach die Seite wechseln, dass der andere Fuß vorne steht. | |

Tabelle 10: Belastungsparameter für das Koordinationstraining

Trainingshäufigkeit pro Woche	2 mal pro Woche
Sätze	1 mal pro Übung
Satzpausen	Pausen vor jeder neuen Übung. Pausen zwischen 30 und 60 Sekunden.
Belastungsdauer	Mindestens 30 Sekunden und maximal 60 Sekunden

4.1 Begründung des Koordinationstrainingsprogramms

Da die Kundin auch schon etwas älter ist, ist es wichtig an der Koordination zu arbeiten, damit sie im Alter auch weiterhin Bewegung und Beweglichkeit beibehält, die Bewegungsökonomie verbessert wird und Sturzprophylaxe trainiert. Ohne ein Koordinationstraining, nimmt die koordinative individuelle Ausstattung relativ schnell ab, bis es schließlich (vom fünften Lebensjahrzehnt an) zu Rückbildungen kommt (Schilke, 1994). Um einen möglichst guten Effekt von dem Training zu erhalten, sollten verschiedene psychomotorisch-koordinative Fähigkeiten mit eingebaut werden (Loosch, 1999).

Es wurde die Gleichgewichtsfähigkeit miteingebaut durch die verschiedenen Übungen. Die Orientierungsfähigkeit wurde mit dem Schließen der Augen trainiert, dadurch muss der Körper über andere Sinnesorgane die räumliche Umgebung wahrnehmen. Impulse werden durch neue Übungen ausgelöst. Somit werden der Kundin ungewohnte Bewegungen gegeben, wie zum Beispiel die Arme strecken nach vorne und auf dieser Position halten oder auch die Füße hintereinander zu stellen. Wichtig ist auch mit einfachen Übungen zu starten so wie es im vorherigen Trainingsprogramm der Fall ist und immer komplexer zu werden ohne die Kundin zu überfordern. Man kann Übungen auch einfach aufstocken, sodass vorher leichte Übungen schwer werden wie z.B. erst der zweibeinstand mit Augen auf, dann die Augen zu und dann noch auf einem instabilen Grund.

Die Trainingshäufigkeit mit zweimal pro Woche ist angepasst an den zeitlichen Verfügungsrahmen der Kundin. Die Belastungsparameter bei einem Koordinationstraining sind durch fehlende und unzureichende Fachliteratur nicht zu belegen. Jedoch gibt es zwei Grundregeln. Dies ist einmal die Ausführung weniger Wiederholungen, dafür aber vieler verschiedener Übungen

21

und zum anderen das eine Übung immer wieder Wiederholt wird, jedoch unter anderen Rahmenbedingungen . Somit ist zu sagen, dass es „Wiederholen ohne Wiederholungen" ist (Hirtz,1985). Deshalb wurde pro Übung auch nur eine Wiederholung in dem Trainingsplan angesetzt. Die Pausen welche eine Dauer von 30-60 Sekunden haben sollten, sind wichtig um dem Körper eine neue Möglichkeit zu geben um sich neu zu stabilisieren und zu orientieren. Die Belastungsdauer ist abhängig von der Kundin. Sie sollte mindestens die jeweilige Übung mit 30 Sekunden schaffen ohne einen Ausfallschritt oder ähnliches zu machen aber auch nicht länger als 60 Sekunden die Übung absolvieren.

5 Literaturrecherche

In der nachfolgenden Tabelle (Nummer 11) werden zwei Studien miteinander verglichen zu dem Themenschwerpunkt „Effekte des Dehnens im Hinblick auf eine Verletzungsprophylaxe".

Tabelle 11: Effekte des Dehnens im Hinblick auf eine Verletzungsprophylaxe

Titel der Studie	A randomized trial of preexercise stretching for prevention of lower-limb injury	Effects of a Static Stretching Program on the Incidence of Lower Extremity Musculotendinous Strains
Autor der Studie	Rodney Peter Pope et al.	Kevin M. Cross, Ted W. Worrell
Erscheinungsjahr	2000	1999
Erscheinungsort	Australien	-
Untersuchte Forschungsfrage	Führt Muskeldehnung während des Aufwärmens zu einer geringeren trainingsbedingten Verletzung?	Sinkt das Verletzungsrisiko der Beinmuskulatur unter Einführung eines schnellen Dehnprogramms?
Verwendete Versuchspersonen	<ul><li>Insgesamt 1538 männliche Armee-Rekruten</li><li>Alter zwischen 17-35 Jahren</li><li>Kontrollgruppe 803 Männer</li></ul>	<ul><li>195 College Football-Spieler</li><li>Durchschnittsgröße 177,9 cm</li><li>Mittleres Gewicht 93,49 kg</li></ul>

22

	• Dehngruppe 735 Männer	• Mittleres Alter 18,6 Jahre
Versuchsaufbau der Studie	Die Männer wurden nach einem Zufallsprinzip in eine Dehn- und eine Kontrollgruppe eingeteilt. Anschließend folgten 12 Trainingswochen. Beide Gruppen führten aktive Aufwärmübungen vor den körperlichen Trainingseinheiten durch. Die Dehngruppe absolvierte zusätzlich bei jedem Aufwärmen eine statische 20 Sekunden Dehnung für jede der sechs wichtigen Beinmuskeln durch. Die Kontrollgruppe hat sich nicht gedehnt.	Es gab eine Saison (1994) ohne Dehnen und eine Saison (1995) mit Dehnen. Die Zweite Saison (1995) wurde dann mit 6 Minuten Dehnung der Beinmuskulatur durchgeführt. Die Maximale Abwesenheit der Spieler durfte maximal ein Tag von Spielen oder Übungen sein.
Ergebnisse/Schlussfolgerungen/	333 Verletzungen der unteren Gliedmaßen wurden während der Trainingsperiode registriert darunter 214 Weichteilverletzungen. Es gab 158 Verletzungen in der Dehnungsgruppe und 175 in der Kontrollgruppe. Es gab keine nennenswerte Auswirkung des Dehnens auf das Verletzungsrisiko. (Hazard Ratio (HR) = 0,95, 95% CI 0,77-1,18), Weichteilverletzungsrisiko (HR= 0,83, 95%	In der ersten Saison (1994) gab es 155 Verletzungen davon 43 Muskelsehnenzerrungen. In der zweiten Saison (1995) gab es 153 Verletzungen, davon 21 Muskelsehnenzerrungen. Der Unterschied zwischen den Muskelsehnenzerrungen ist signifikant. Das heißt das Einführen eines schnellen statischen Dehnprogramms im Zusammenhang mit der Reduktion

CI 0,63-1,09), Knochenverletzungsrisiko (HR= 1,22, 95% CI 0,86-1,76). Alter und Anmeldedatum sagten signifikant das Verletzungsrisiko vor raus. Größe, Gewicht und Body-Maß-Index jedoch nicht. Schlussfolgernd ist zu sagen, das ein typisches Muskeldehnungsprogramm während der Aufwärmphase, also vor dem Training zu keiner klinisch bedeutsamen Verringerung des Risikos vor Trainingsverletzungen führt.	von muskuloedinösen Belastungen der unteren Extremitäten führte zu einer signifikanten Verringerung der Verletzungen

6   Literaturverzeichnis

Ashwell, K. (2014). Die Anatomie des Stretchings. Kerkdriel, Niederlande: Librero

Buskies, W. (2009). Fitness-Gesundheits-Training. (4.Aufl.). Hamburg: Rowohlt Taschenbuch Verlag.

Cross, K.M. & Worrell, T.W. (1999). Effects of a static stretching program on the incidence of lower extremity musculotendinous strains. *J. Athl. Train.*, 34, 11-14

Freiwald, J. (2000). Dehnen im Sport und in der Therapie. *Die Säule,* 4 (1), 28-33.

Freiwald, J. (2004). Dehnen – Legenden, Fakten. *Vortrag,* Waldenburg.

Glück, S. (2005). Beeinflussung der Beweglichkeit durch unterschiedliche physische und   psychische Einwirkungen. *Dissertation.* Universität des Saarlands, Saarbrücken.

Hirtz, P. (1997). Koordinationstraining. *Trainingswissenschaften*

Janda, V. (2000). Manuelle Funktionsdiagnostik. (4. Aufl.). München: Urban & Fischer.

Loosch, E. (1999). Allgemeine Bewegungslehre *(UTB für Wissenschaft Sportwissenschaft, Sportmedizin, Bd. 2100).* Wiebelsheim: Limpert.

Pope, R. (2000). A randomized trial of preexercise stretching for prevention of lower-limb injury. *Medicine and science in sports and exercise* 32 (2), 271-277

Rancour, J., Holmes, C. F. & Cipriani, D. J. (2009). The effects of intermittent stretching following a 4- week static stretching protocol: A randomiced trial. *Journal of strength and conditioning research*, 23 (8), 2217-2222.

Sulger, A. (2016). Trainingslehre. Die Planung eines Beweglichkeits- und Koordinationstrainings. München: GrinVerlagOHG.

Schaller, H. (2000). Koordinationstraining bei Senioren. Aachen: Meyer & Meyer Verlag.

7 Abbildungs- und Tabellenverzeichnis

7.1 Abbildungsverzeichnis

7.2 Tabellenverzeichnis

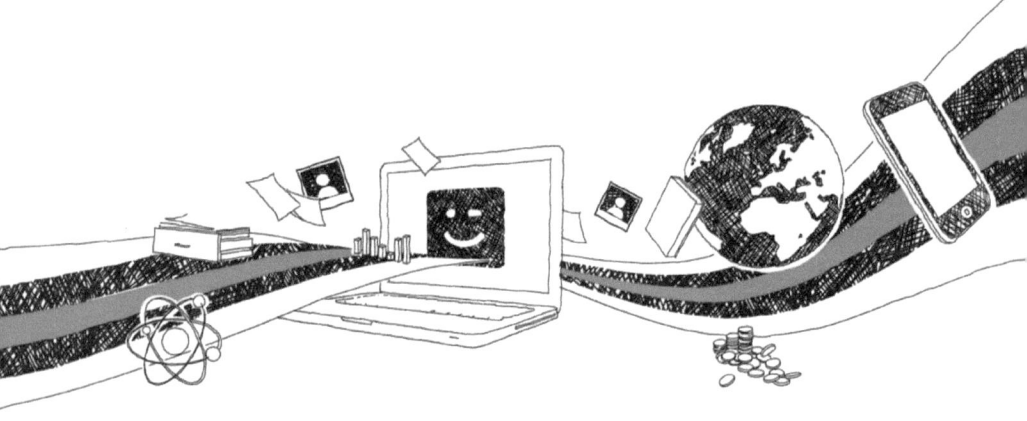
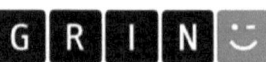